Rapou fils.

QUELQUES MOTS

SUR

L'HOMOEOPATHIE

Au Congrès de Lyon,

PAR

AUGTE RAPOU FILS,

D. M. P.

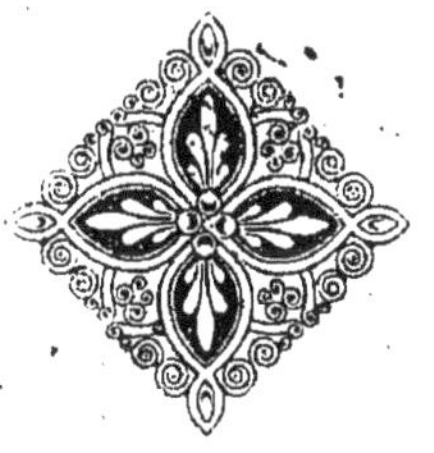

Lyon,

IMPRIMERIE DE C. REY JEUNE ET Cie,

Place Saint-Jean, 6.

1841.

QUELQUES MOTS

SUR

L'HOMŒOPATHIE

AU CONGRÈS DE LYON,

PAR

Ate Rapou Fils,

D. M. P.

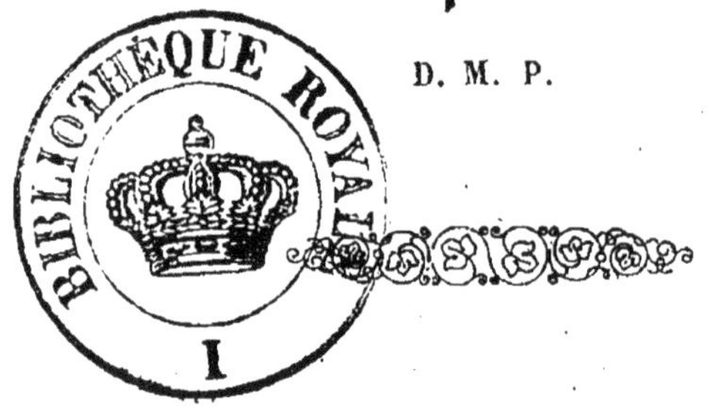

L'homœopathie vient de développer dignement au Congrès ses heureux faits de pratique et sa belle et inattaquable théorie. Elle vient de jeter dans l'opinion publique des semences fécondes qui ne tarderont pas à fructifier. Déjà plusieurs jeunes médecins qui ne la connaissaient que par des critiques erronées et malveillantes, la voyant d'un autre point de vue, viennent réclamer nos conseils sur les moyens de leur en faciliter l'étude, et le public instruit, qui a suivi les séances, sait encore mieux apprécier les inestimables avantages de cette méthode curative.

1841

Cependant, les personnes étrangères à l'art pourraient croire à tout autre résultat d'après les bruits qu'on se plaît à répandre : que l'homœopathie a été rejetée, que ses défenseurs n'ont su qu'opposer aux arguments de leurs adversaires qui l'ont démontrée absurde, impraticable, etc. De longs antécédents nous font connaître et désignent assez les propagateurs de ces bruits calomnieux. La tâche de nous réfuter leur est facile maintenant; mais que n'ont-ils présenté leurs arguments *victorieux* lorsque nous étions réunis au Congrès pour leur répondre; pourquoi n'ont-ils osé entrer en lice pour soutenir, par leurs raisonnements *fondés*, les assertions gratuites et sans base de nos honorables opposants? pourquoi nous ont-ils laissé le dernier mot qu'ils n'ont su interrompre que par le tumulte?

Libre à eux de colporter leurs spécieuses objections et de poursuivre l'attaque là où il n'y a pas de défense. Nous ne les suivrons pas sur ce terrain ; mais cette opposition aveugle, cherchant à s'exercer par la voie de la presse, devient un fait public auquel il est de notre devoir de répondre.

Cependant, s'il ne se fut agi que des plaisanteries de mauvais goût, des critiques injustes qui ont paru depuis peu sur l'homœopathie, nous aurions gardé le silence; mais nous ne pouvons nous défendre de réclamer contre le malveillant compte-rendu des discussions homœopathiques que publia le *Réparateur* dans son numéro du 22 septembre, qui me tomba par hasard sous la main il y a peu de jours. J'avoue que je fus très surpris de trouver dans un journal, qui se pose comme le défenseur le plus ardent des principes d'honneur et de probité, une attaque si peu loyale contre une méthode scientifique que d'honorables praticiens croient devoir employer. Il s'étend complaisamment sur la longue improvisation de l'un de nos opposants, la présente sous le point de vue le plus favorable, et en fait même ressortir les conclusions auxquelles l'orateur a cru pouvoir arriver, savoir : que notre méthode est absurde *à priori*, et *à posteriori* impossible. Je poursuis : point de réfutation, pas un mot de nos principes, de nos idées, de la spirituelle, savante et complète réponse qui y fut faite. Est-ce là, je vous le demande, monsieur le rédacteur, de l'impartialité et de la bonne foi? Vous n'ignorez cependant pas que de telles assertions, n'étant pas mises en regard des nôtres, pourraient passer (par les simples conséquences qu'on en doit tirer) pour d'offensantes personnalités, pour de graves injures, ce qui n'était certainement pas dans l'intention de notre honorable contradicteur. Direz-vous que vous n'étiez pas tenu à rendre compte de notre dissertation? non, assurément ; mais en présentant votre article comme le compte-rendu de toutes les séances de la section médicale du Congrès, vous étiez tenu à en rendre un compte fidèle. Omettre un point important, équivaut à dire qu'il n'en a pas été question, c'est commettre un déni de justice, lorsque le sujet omis est la défense d'une opinion incriminée.

Au reste, ces réticences, ces oublis calculés, ces erreurs volontaires, ces insinuations malveillantes ne nous étonnent point, si nous réfléchissons que presque tous les hommes de génie qui ont doté leur siècle de larges et fécondes idées soulevèrent contre eux les passions de ceux dont ils froissèrent les opinions. Répulsion, persécution, tel est le commencement de l'histoire de la plupart des grandes découvertes qui ont fait les sciences et les arts ce qu'ils sont aujourd'hui. Mais la vérité surmonte tous les obstacles qu'on lui oppose et finit toujours par sortir victorieuse du combat. Malgré les détracteurs de *Galilée*, d'*Harvey*, de *Hahnemann*, la terre tourne, le sang circule et l'homœopathie guérit, se répand et ne cessera de se propager.

Voici comment les faits se sont passés : la première séance a été ouverte par un mémoire du docteur *Peschier* de Genève, sur le traitement homœopathique de la *fièvre typhoïde*. L'auteur s'applique à démontrer par les faits l'immense supériorité de cette méthode sur toutes les autres contre cette affection si grave et si commune. Les résultats qu'elle lui a donnés dépassent de beaucoup tout ce qu'on avait osé espérer par les médications ordinaires. Le temps très restreint qui lui fut accordé pour la lecture de ce travail, fort étendu, l'obligea à le faire connaître par fragments détachés, ce qui ôta l'effet d'ensemble et ne permit pas d'en apprécier le mérite. Cette circonstance d'avoir obtenu les premiers la parole ne doit point être regardée comme une preuve du désir que l'on avait de nous écouter. Cette question, sur la fièvre typhoïde, venait à son rang d'inscription et les interruptions fréquentes, par lesquelles on troubla cette lecture, montraient assez le déplaisir avec lequel une partie de l'auditoire se voyait contrainte de l'entendre. Dans une autre séance, M. le docteur *Dessaix* se chargea de développer quelques-uns des principes fondamentaux de la nouvelle doctrine, ce qu'il fit d'une manière large, nette, impartiale, et avec une éloquence qui sut dominer tout l'auditoire. On l'écouta avec une attention profonde. Ce magnifique exposé fut suivi de la réfutation préparée du du docteur *Griffa* de Turin, qui eut l'heureuse idée d'écrire son mémoire en latin pour ne pas souiller notre langage de ses invectives sauvages. C'était un assemblage d'arguments sans preuve, liés entre eux par la collection des injures et des plaisanteries grossières qui se sont répétées avant lui à satiété.

Dans la séance supplémentaire, M. le docteur *Beschet* d'Avignon a su répondre noblement à cet avocat furieux de l'ancienne école. Puis est venu M. le docteur *de la Prade*. Chercher ce que son improvisation contient de substantiel me met fort dans l'embarras ; car des assertions gratuites et des badinages ne sauraient constituer la substance d'une argumentation. Or, tout se réduit là : c'est le bouquet de violettes qu'il a été dénicher derrière la glace, où il restait bien flétri et bien oublié depuis les plaisanteries ridicules du *milionisme*. C'est le régime qu'il fait infiniment plus sévère que les homœopathes eux-mêmes, et dont il plaisante alors tout à son aise; c'est le galimatias de la *matière médicale pure*, et il aurait dû dire de toute la doctrine, car on ne voit jamais bien clair dans ce qu'on n'a pas pris la peine d'étudier à fond. Mais, voyons, il y a quelque chose de plus sérieux. Il existe, dites-vous, certains faits qui prouvent que l'on a guéri et que l'on peut guérir par la voie des semblables; mais l'application de ce principe se réduit à quelques cas peu nombreux et ne peut constituer une méthode générale de traitement. C'est-à-dire que cela vous semble ainsi; mais là n'est pas la question, il s'agit de savoir si cela est, ou si cela n'est pas. Eh! qu'avez-vous fait pour vous assurer que cette loi de similitude n'est pas la loi fondamentale de la thérapeutique, la base qui manquait à la médecine? Avez-vous lu dans l'*organon*, et si vous les avez lus, les avez-vous médités, ces faits nombreux tirés des ouvrages de nos maîtres, qui tous se rangent sous la loi nouvellement découverte? Ces faits si multipliés sont dus cependant au simple hasard ou à d'heureuses, mais rares inspirations. Maintenant que la doctrine homœopathique a rendu attentif à les observer et a mis sur la voie de les produire méthodiquement, ils apparaissent comme le principe de thérapeutique le plus constant, le plus général, le mieux prouvé. Quoi! par une simple assertion vous voudriez infirmer les travaux de l'illustre praticien qui consacra cinquante ans de sa vie à essayer sur lui l'action des remèdes, et à les appliquer avec succès aux malades. Vous ne voudriez tenir aucun compte des expériences tentées par ses nombreux disciples? Il est à regretter, monsieur notre argumentateur, qu'un homme de votre mérite ait cru devoir traiter si légèrement ce qui était bien digne de ses plus profondes méditations. Vous dites ensuite : il est d'autres méthodes incontestablement bonnes avec lesquelles le principe homœopathique n'a point de rapports, qu'en outre, plusieurs faits sur lesquels il se fonde ne lui appartiennent pas, comme, par exemple, l'emploi de certains collyres irritants contre certaines ophtalmies; qu'il n'y a pas là *substitution* d'un mal à un autre, mais *modification* d'un mal primitif. — Et d'abord : oui sans doute, il y a plusieurs procédés de guérison; mais nous disons que le procédé par lequel on excite la réaction homœopathique au moyen des spécifiques est celui qui, dans la très grande majorité des cas, amène les meilleurs résultats. Quant à la seconde objection, vous ne l'auriez point faite si vous vous étiez bien rendu compte de ce que c'est que la doctrine homœopathique. Elle ne prétend point, en effet, substituer un mal à un autre, mais modifier un mal par un agent toxique, faire subir à l'organe, ou à la fonction malade, l'action passagère d'une substance qui jouit de la propriété de les modifier *à sa manière*. Qu'il y ait là substitution ou non, nous n'en savons rien. Ce qui est bien sûr, c'est qu'il y a modification. Dire par quelle série d'idées on est arrivé à mettre en rapport ces deux choses : agent toxique spécial et maladie, exposer comment la guérison a été le résultat de cette action réciproque, ce qui ne pouvait en être autrement d'après les saines notions de physiologie, ce serait entreprendre l'immense travail d'un exposé complet de la nouvelle méthode. Mais pour en revenir à votre objection : dans ce procédé homœopathique on ne voit autre chose qu'un agent de modification spéciale mis en rapport avec des organes malades d'après une idée d'*appropriation*. Ainsi, par exemple, la *noix vomique* portant son action sur l'appareil gastro-intestinal, la *cantharide* sur le génito-urinaire, puisqu'ils produisent un trouble plus ou moins notable dans leurs fonctions, le médecin homœopathe pense avec raison que, lorsque ces appareils seront malades, ces substances pourront encore exercer sur eux une influence quelconque, influence démontrée curative par Hahnemann.

Il ne s'agit donc ici, en aucune façon, de substituer un mal à un autre, mais de modifier les manifestations morbides d'un appareil par un agent qui ait prise sur lui. Ce qui vous a induit en erreur, vous et ceux qui jugent superficiellement de l'homœopathie, c'est que vous considérez l'ensemble des phénomènes anormaux produits par le spécifique, non comme l'expression de sa manière d'influencer telle ou telle fonction, mais comme une véritable maladie, d'une nature identique à celle qu'il s'agit de guérir. Alors, l'idée de substitution vous vient naturellement à l'esprit; mais la pathogénésie médicamenteuse est si peu une maladie, elle en diffère tellement, que lorsque la véritable maladie existe, elle la dissipe au lieu de l'accroître. Leur ressemblance se réduit aux phénomènes apparents, les deux actions médicamenteuse et morbide s'exerçant sur les mêmes organes. Ainsi, c'est donc seulement sous le point de vue des apparences que nous disons : il faut employer pour guérir une maladie, la substance qui a la propriété d'en produire une semblable sur l'homme en état de santé. Nous savons à quoi nous en tenir sur le fait réel et celui qui croit attaquer l'homœopathie, en se prenant à la lettre de l'aphorisme *similia similibus*... prouve suffisamment, par cela seul, qu'il a mal étudié cette doctrine ou qu'il ne l'a pas bien comprise. Ainsi donc, le cas que vous citiez et tant d'autres du même genre, rentrent dans le domaine de la médication homœopathique dont vous vouliez les distraire. Je poursuis votre réfutation : notre méthode est *absurde*, dites-vous; parce qu'elle est absurde, parce qu'elle ne peut pas ne pas être absurde, et ainsi de suite en variant d'expression; de même pour la qualification *impossible* que vous y ajoutez. Malgré la meilleure volonté du monde, je n'ai pu remarquer d'autres raisonnements : je croyais entendre le candidat de Molière répondant à la question du *cur opium*... Enfin vient votre argument le plus ingénieux sans contredit : *De nihilo nihil.* Assurément, si nos remèdes ne sont rien, ils ne produiront pas grand effet. Il est un moyen simple, sûr et facile de s'assurer de ce qu'il en est, c'est l'observation de nombreux faits de pratique et j'ai lieu de m'étonner, monsieur, que ce seul moyen d'investigation soit le seul dont vous n'ayez pas fait usage.

Dès que M. de la Prade eut terminé, M. Dessaix prit la parole pour réfuter, un à un, tous ses prétendus arguments, auxquels il fit une réponse complète et facile.

Dès le commencement de la séance, j'avais demandé la parole, l'ayant obtenue, j'usai de mon droit et commençai à développer ces faits, savoir : que la médecine actuelle n'a point de base thérapeutique, qu'elle consiste dans un ensemble de faits que rien ne coordonne pour en former un tout scientifique, qu'elle manque de loi fondamentale sans laquelle une science ne peut exister, que cette loi est trouvée depuis Hahnemann, qu'elle consiste dans l'emploi des spécifiques par voie d'appropriation ou de similitude, que tous les médicaments spéciaux, sans exception, guérissent d'après ce principe, que l'on trouve dans les livres des plus illustres praticiens des preuves nombreuses de cette assertion, qu'ils abondent dans l'ouvrage du professeur *Trousseau*, que les expériences des médecins homœopathes les confirment chaque jour, que les moyens les plus constamment efficaces que possède l'ancienne école n'agissent pas autrement et à l'insu de ceux qui les emploient, que l'homœopathie est tout entière dans ce principe, que la nécessité de la prescription des doses minimes est un fait auquel la pratique conduit forcément pour le plus grand nombre des cas, qu'enfin nous ne rejetons pas les quelques moyens utiles que renferment les autres méthodes, la médication palliative surtout. Je fus interrompu au commencement de ces développements par un murmure désapprobateur qui menaçait de se changer en un indécent tumulte. M. le président crut plus convenable de m'interrompre que de chercher à calmer la partie hostile de l'auditoire. Le lendemain, en séance publique, il voulut bien expliquer ses motifs, ce dont je dus me satisfaire.

Jusqu'ici, le plus grand obstacle aux rapides progrès de l'homœopathie avait été l'opposition passive de la plupart des partisans de l'ancienne école. Ils voulaient étouffer notre doctrine sous le poids du silence. Répandus partout dans l'administration des feuilles périodiques, ils surent nous priver des moyens les plus efficaces de publicité, laisser nos travaux dans l'oubli, notre appel à leur examen sans réponse. Pour faire connaître nos idées, nos succès de pratique et les nombreux ouvrages qui enrichissent chaque jour la nouvelle littérature médicale, c'est en vain que nous avons recours aux journaux homœopathiques. Ces feuilles, trop spéciales, restent aux mains des praticiens du nouvel art et ne peuvent rien populariser. Ainsi donc, privés du puissant levier de la publicité, sans lequel rien n'avance aujourd'hui, nous étions destinés à marcher lentement et à tout attendre du temps comme on faisait jadis. Heureusement, le Congrès est venu lui permettre de rentrer dans l'arène des discussions publiques et de jouir de la prérogative des découvertes modernes. Chaque année le Congrès lui rendra cet inestimable service. A l'an prochain, à *Strasbourg*, de profonds et de brillants débats.

Je sais bien que ceux qui se sont fait une longue habitude de dénigrer aveuglément l'homœopathie ne changeront pas de manière de voir; mais je suis assuré qu'un grand nombre de ceux qui restaient indécis à savoir s'ils consacreraient une partie de leur temps à la nouvelle doctrine, sont maintenant résolus à entreprendre, tôt ou tard, cette étude. On cherche à détruire cet heureux résultat; c'est pour le maintenir en rétablissant les faits, que je livre au public ces courtes explications. Je regrette seulement que l'article du *Réparateur*, qui y a donné lieu, ne soit pas plus tôt parvenu à ma connaissance, ce qui m'aurait permis de les rapprocher de l'époque à laquelle il eût été plus opportun de les faire paraître.

Je place ici un petit mémoire que j'avais espéré pouvoir lire au Congrès. C'est un très succinct exposé des ouvrages et des idées de Hahnemann. Ce travail insignifiant, en lui-même, par son peu de développement, n'avait d'autre but que d'attirer l'attention de l'assemblée sur les œuvres de cet homme de génie. Mais, par les considérations générales que j'y avais jointes, il se rattache parfaitement à l'objet de cet article, ce qui m'engage à le publier en même temps. J'espère que le public en tirera cette conclusion : que jusqu'ici il est resté trop étranger aux débats des hommes de l'art sur les diverses méthodes de traitement, dans lesquels ceux-ci ont toujours montré une extrême partialité, souvent de la prévention, rarement le désir sincère de connaître la vérité et de la mettre en pratique; qu'il est temps, dans l'intérêt de son bien matériel le plus cher, celui de sa santé, qu'il mette dans la discussion tout le poids de son opinion impartiale à l'égard de ce que chaque doctrine offre au jugement du sens commun, jusqu'à concurrence de ce que la science seule peut apprécier.

Messieurs,

En face des progrès constants de toutes les sciences, c'est un singulier spectacle que celui qui nous est offert par la marche de notre soi-disant science médicale. Pendant que celles-là avancent toujours vers leur objet infini, il est vrai, mais tous les jours mieux connu, celle-ci revient sur elle-même et sans cesse repasse sur une route déjà mille fois battue sans approcher du but. C'est que les premières ont toutes un guide sûr dans une loi trouvée par les faits ou le hasard; mais basée sur des faits permettant de les expliquer tous et d'en composer un faisceau d'où jaillit la lumière. Notre art, encore privé de ce principe créateur et régulateur, erre à l'aventure, dirigé tour-à-tour par une foule de théories variées, souvent opposées, qui répondent à dix faits, contredisent dix autres faits et entretiennent une anarchie et une indécision déplorables. Quel praticien, bon observateur, pourrait soutenir qu'il n'en est point ainsi, sans crainte d'être démenti par l'expérience de chaque jour? L'ensemble des préceptes thérapeutiques n'est qu'une collection de principes sans liaison entr'eux, et la plupart hypothétiques, où l'ordre et la clarté scientifiques n'ont encore pu trouver place. Chacun suit la direction qui lui plaît dans l'application de cet art sans principe; le choix de la méthode à adopter est le premier soin qui perplexe le jeune débutant dans la carrière.

Cependant il y a plus d'un demi-siècle que se répandit dans le monde médical d'Allemagne la découverte de la loi fondamentale de la thérapeutique, de cette loi cherchée et attendue depuis si longtemps en vain, qui seule pouvait donner à la médecine une base solide, servir de criterium à ses nombreux systèmes et réunir en un corps scientifique tous ses matériaux épars. Après les nombreux, mais inutiles travaux entrepris dans ce sens avec des idées préconçues, ce fut l'étude simple, complète d'un fait qui mit Hahnemann sur la voie de sa grande découverte, comme jadis elle avait amené Newton à la connaissance de la loi de l'attraction générale. Un nouveau jour venait de luire pour la médecine, désormais elle était maîtresse de son avenir, connaissant son but et les moyens de l'atteindre. Dès-lors, les efforts de trois mille ans allaient être dignement récompensés, la valeur des agents thérapeutiques appréciée, les recherches du diagnostic rendues vraiment utiles. Le nouvel art médical allait rapidement progresser, développé par les précieuses recherches de pathologie et les sciences accessoires que seul il sait s'approprier, et derrière lesquelles l'art ancien avait su cacher son insuffisance. Chaque variété de cas morbides devient, pour lui, un objet d'indications distinctes. De chaque substance médicale il détermine les propriétés spéciales et les conditions d'emploi. Dégagé du cercle vicieux où il tournait sans cesse depuis son origine, il trouve en quelques années plus de spécifiques efficaces que dans tous les siècles passés réunis.

A de si beaux résultats promis et en partie obtenus, les corps savants académiques, ceux chargés de l'instruction de la jeunesse, ne répondent pour la plupart que par l'indifférence ou le sarcasme et ne savent opposer à la propagation des nouvelles idées qu'une résistance aveugle, encore toute-puissante.

En France, où l'homœopathie se développe et se propage avec moins de rapidité et d'éclat, elle rencontre une opposition moins manifeste, moins bruyante, mais non moins opiniâtre. L'Académie de Médecine de Paris débuta par un manifeste bien digne de la partialité proverbiale de toute académie. Elle chargea un de ses membres, professeur de clinique, mais étranger à la pratique homœopathique, d'essayer cette méthode au lit du malade, pensant, sans doute, lui donner en même temps les connaissances nécessaires pour bien expérimenter. Malheureusement il n'en fut pas ainsi. L'illustre praticien ne put être doué dans l'instant de ce qui nous coûte tant de travaux et de veilles, et la nouvelle méthode fut condamnée par l'échec de son expérimentateur improvisé. Chacun connaît cette burlesque décision, et ceux qui ne craignent pas de s'en prévaloir ont cependant pu lire la réfutation très facile et très éloquente qu'en fit un de nos confrères (*).

(*) Lettre à M. le Ministre de l'instruction publique en

C'est ainsi que procéda l'Académie de Paris ; manière tout-à-fait digne de ses anciens errements. Le procès-verbal des séances consacrées à cet objet, ira s'accoler très harmoniquement à ceux qui réfutent les *Erreurs* d'*Harvey*, qui proclament *Jenner* un charlatan nuisible, *Bordeu* un rêveur exalté, l'emploi du *quinquina*, de l'*ipécacuanha*, du *mercure*, de l'*antimoine* comme crime devant encourir la vindicte des lois.

Les sociétés de provinces suivirent à l'envi cet exemple, et prirent même un mode plus expéditif pour donner gain de cause à l'ancien ordre de choses et éviter des discussions importunes. On déclara implicitement, à l'unanimité, le sujet indigne d'examen, et pas une voix ne s'éleva pour réclamer contre cet arrêt qui assimilait à un absurde charlatanisme une méthode sanctionnée depuis plus de quarante ans, par une expérience heureuse au lit du malade.

Aujourd'hui, comme hier, toute idée neuve, originale, susceptible de modifier les théories du moment, soulève contre elle tous les bancs de l'école. Il n'y a de libre accès que pour ce qui découle de principes établis sur lesquels on

réponse au jugement de l'Académie royale de Médecine sur la doctrine médicale homœopathique, par le D. Léon Simon, chez Baillère, 1835.

est convenu de s'entendre. Mais vienne un esprit positif et profond qui mette en question l'exactitude du point d'où l'on part, voire même, énonce une idée qui sorte du cercle étroit où l'on s'est mis, alors, opposition générale au perturbateur, à l'ennemi commun. Tous ces esprits divisés d'opinion entrent dans un commun accord pour cette répulsion aveugle. L'on avait péroré, sans fin, sur un détail insignifiant; mais on ferme la bouche au malencontreux penseur dont l'idée riche en conséquences utiles, a le grand tort d'arracher la docte société à ses systèmes familiers. Voilà l'accueil que préparent encore de nos jours, à toute œuvre de génie, les corps savants constitués.

Nous n'avons pas la prétention de pouvoir changer cet esprit de répulsion *à priori* qui a été le leur à toutes les époques. Ainsi, abandonnant tout-à-fait le terrain ingrat de la polémique, nous attendons le résultat plus sûr, quoique plus lent, du jugement infaillible des masses sur les faits pratiques. Cependant, aujourd'hui qu'une occasion solennelle nous est offerte de développer notre doctrine devant un auditoire impartial, nous nous empressons de rentrer sur le champ des discussions où tout nous fait espérer qu'elles ne seront point, cette fois, stériles. Quelle sincère et juste appréciation des choses ne doit-on pas attendre, en effet, de ces réunions de savants de pays divers, de talents et d'opinions variés qui ne peuvent être entachés des préjugés de localités et de l'esprit de corps. Ce sont les cours d'appel aux jugements passionnés des académies. Elles ouvrent une libre arène où viennent se débattrent les opinions qu'opprime l'exclusivisme de l'école. Telles sont, assurément, les dispositions si favorables à toutes espèces de progrès dans lesquelles nous sommes rassemblés aujourd'hui. C'est donc avec la certitude d'être utilement écouté que je viens rappeler votre attention sur la question médicale la plus importante, tant par l'étendue et la nature des objets qu'elle embrasse que par le caractère éminemment pratique qu'elle revêt. Par Lyon, l'homœopathie est entrée en France, et delà s'est répandue dans tout le pays. Il est juste qu'à son Congrès scientifique revienne la gloire de lui avoir rendu le premier pleine et entière justice.

La nouvelle loi thérapeutique, comme la plupart des grandes découvertes qui ont révolutionné les arts et les sciences, fut pour ainsi dire le fruit du hasard. Elle était renfermée, comme conséquence, dans une foule de faits connus, et plusieurs grands praticiens l'avaient même formulée à différentes époques. Cependant on peut dire qu'elle resta à-peu-près cachée au monde médical jusqu'à la fin du siècle passé, où elle sortit comme un jet instantané, puissant et fécond de la tête d'un homme de génie. Cet homme est HAHNEMANN. Lassé du mécompte de la pratique, du vague et de l'insuffisance des préceptes de l'école, ce célèbre réformateur avait abandonné l'exercice de l'art pour les travaux de cabinet. Un jour, occupé à la traduction de la matière médicale de Cullen, au chapitre du *quinquina*, il fut frappé des propriétés thérapeutiques nombreuses et contradictoires attribuées sans critique à ce remède et des hypothèses variées plus ou moins singulières, émises pour expliquer son action fébrifuge. Alors, par un de ces traits d'illumination subite dont l'histoire de toutes les grandes inventions offrent de nombreux exemples, « tranchons le nœud, « s'écria-t-il, j'essaierai le quinquina sur moi-« même, et j'observerai ses effets ». Il prend une forte décoction de cette écorce et, le même jour, il est atteint d'un accès complet de fièvre intermittente pourvu de ses prodrômes et de ses trois stades de froid, de chaleur et de sueur. Conclure de cause à effet, de la propriété du quina à produire les fièvres chez l'homme sain, à sa faculté de les guérir chez l'homme malade, généraliser le fait, l'étendre à tous les spécifiques, tel est pour cet esprit ardent le premier résultat de cette remarquable expérience. Il la commente à la manière de Newton et la loi des semblables est trouvée. Cependant ce n'est encore presque qu'une idée préconçue à laquelle on ne peut guère accorder d'autre valeur que celle d'une hypothèse ingénieuse; il s'agit de lui donner le caractère de la plus grande certitude par une expérimentation longue. Hahnemann s'y dévoue tout entier. Doué d'une santé parfaite, il consent à se constituer pendant plusieurs années en état de maladie permanent. Il essaye successivement l'action des spécifiques déjà connus : *soufre*, *cantharides*, *opium*, *arsenic*, *mercure*, *antimoine*, d'une foule d'autres, et constate pour chacun cette propriété remarquable de produire sur lui un ensemble de phénomènes analogues aux groupes de symptômes contre lesquels on voit, dans les auteurs, qu'ils se sont montrés efficaces. Il compulse tout ce qui a été écrit sur l'action des drogues simples, les empoisonnements aigus, les lentes intoxications et voit toujours ses observations confirmer pleinement le résultat de ses propres essais. Cette expérimentation sur l'homme sain ne manifestait pas seulement les phénomènes les plus saillants déjà connus; mais dans une circonstance aussi favorable à l'observation, apparaissaient une multitude d'autres symptômes dont on n'avait pas eu jusqu'alors le moindre pressentiment. La pathogénésie devenait aussi variée que les formes du mal. Hahnemann ne s'arrêta point dans un travail si fécond; il agrandit encore le cercle de ses recherches en les faisant porter sur des substances inconnues aux matières médicales d'alors, comme remèdes spécifiques internes; ce furent, entr'autres : la *silice*, la *potasse*, les *charbons animal et végétal*, le *lycopode*, la *sœpia*, *etc.* Ces médicaments nouveaux manifestèrent une richesse d'action étonnante, en même temps caractéristique pour chacun, qui les plaça au premier rang d'importance thérapeutique. Leur pathogénésie fait le plus grand honneur à leur auteur, qui, sans antécédent, sans point de ralliement, parvint à déterminer le caractère général de chacun d'eux et tous les traits de détails avec une précision et une exactitude telle qu'aujourd'hui, après maints essais nouveaux, cet ouvrage n'a pu subir de modification. Hahnemann s'adjoignit alors, comme expérimentateurs, des personnes saines, de sexe et de tempérament différents, dont les observations servirent de contre-épreuve et de complément aux siennes. Ce travail si remarquable avait été commencé en 1790; ce ne fut qu'en 96 que fut publiée pour la première fois dans le *Journal de Hufeland*, l'exposé de cette découverte. En **1805** parurent les premiers matériaux d'une matière médicale homœopathique sous le titre de *Fragmenta de viribus medicamentorum positivis, sive in corpore humano sano obviis;* mais c'est de **1810** à **1820** que fut élaborée l'œuvre complète qui prit le titre de *Matière médicale pure*, parce qu'elle renfermait les effets purs des médicaments simples sur des hommes sains. Cependant Hahnemann avait repris sa pratique depuis ses premiers essais et appliquait, par une généralisation hardie, tous les spécifiques alors connus d'après la loi de similitude. Son système se perfectionnait au lit du malade. L'expérimentation lui avait montré que plusieurs substances jusque-là inusitées ne produisaient des effets que lorsqu'elles avaient été soumises à une trituration, une division extrêmes, tandis que d'autres d'un usage ordinaire, ne développaient, sans cette division des molécules, qu'une faible partie de leurs propriétés. Il fit donc une règle de ne les administrer aux malades que sous cet état, afin de répondre par une riche pathogénésie à la grande diversité des expressions morbides. Mais bientôt il observa que ces remèdes, ainsi préparés et appliqués aux cas qui leur répondent spécifiquement, étaient doués d'une énergie extraordinaire, donnaient lieu à des réactions violentes et amenaient de dangereuses exacerbations. Il diminua progressivement les doses jusqu'à ce qu'il parvint à guérir sans effet médicinal appréciable, plus sûrement et aussi promptement que lorsqu'il avait fait usage de doses plus fortes, remplissant ainsi les conditions de toute parfaite cure : *Citò, tutò et jucundè.*

La loi des semblables, le précepte des petites doses, les découvertes sur les propriétés antidotaires des médicaments et des règles diététiques qui en sont la conséquence; la théorie de la substitution (connue aujourd'hui sous le nom de *médication substitutive*), son exclusion motivée de presque tous les procédés thérapeutiques antécédents, compris sous le nom de *médecine allopathique*, donnèrent à ses idées un ensemble systématique. Il en livra un aperçu en **1806**, dans un traité intitulé *la Médecine par l'expérience*. Mais ce fut seulement en **1810** qu'elles furent présentées comme un corps de doctrine complet et définitivement arrêté dans l'*Organon de l'art de guérir*. Cet ouvrage fut considéré à juste titre comme l'expression de la nouvelle école ; il devint le point de mire des attaques contre le réformateur, le point de ralliement de tous ses adeptes, et excita en Allemagne un intérêt dont celui produit en France par *l'examen des doctrines médicales* ne nous donnerait qu'une faible idée. C'est qu'en effet il s'agissait d'une œuvre de toute autre valeur ; celle-ci, à côté de nombreuses erreurs, n'offrait qu'une vérité de détail, celle-là présentait, au milieu de vérités, peut-être exagérées, les germes féconds de la révolution médicale attendue jusqu'à ce jour ; l'une est mort-née dans le pays qui la vit naître, l'autre continue de produire et de répandre chez tous les peuples civilisés ses résultats bienfaisants. C'est dans l'Organon qu'Hahnemann fit usage pour la première fois du terme *homœopathie*, formé des mots grecs ομοιος et παθος. Le *similia similibus curantur* devint l'expression aphoristique de la loi thérapeutique, par opposition au *contraria contrariis* des anciens.

L'auteur de l'Organon resta à Leipzig jusqu'en 1820, époque à laquelle les persécutions de ses confrères le forcèrent à abandonner sa patrie. Il se retira auprès du duc d'Anhalt Kœthen, qui lui offrit sur ses domaines un asyle et le libre exercice de sa méthode. C'est dans le calme de cette retraite qu'il chercha, par l'étude de la pathologie, à assurer à son système une seconde base, aussi solide que celle qu'il lui avait déjà trouvée par ses travaux pharmaceutiques. Le fruit de ses recherches fut son dernier grand ouvrage qui parut en 1825 sous le titre : *Des Maladies chroniques, de leur nature et traitement homœopathique*. Il admit que toutes les affections de longue durée, diathèses, cacochymies et même les réapparitions faciles et fréquentes des maladies les plus franchement aiguës, tenaient à l'action de virus, intimément unis à l'organisme, acquis par l'individu ou transmis par hérédité. L'étiologie devenait presque entièrement spécifique et motivait le nouveau caractère de la thérapeutique. Trois genres d'infections présidaient au développement de la longue série des maux chroniques : la *syphilis*, par ses phénomènes primitifs, secondaires et ses transformations héréditaires scrofuleuses; la *sycosis*, par les productions véruqueuses les excroissances polypiformes et certaines espèces de gonorrhées; la *psore*, par l'éruption galeuse. Mais cette dernière cause plus active par l'hérédité que par la transmission directe, se montre rarement sous son caractère typique. Insaisissable Protée, elle prend mille apparences, et tient sous sa dépendance l'innombrable série de maux chroniques qui ne reconnaissent point les deux premières causes. A chacun de ces virus, ou plutôt des affections spéciales qui en résultent, répond un groupe d'agents spécifiques à la tête desquels se placent, pour la syphilis, le *mercure;* pour la sycosis, le *thuya;* pour la psore, le *soufre.* Les nombreux succédanés de celui-ci constituent dans la matière médicale, sous le nom d'*antipsorique*, un groupe à part de remèdes très remarquables, qui voient tous les jours s'étendre les indications de leur emploi.

Les nombreux partisans et les rapides progrès de la nouvelle école, donnant un grand prix à tout ce qui était sorti de la plume de son fondateur, on recueillit avec soin tous ses écrits antérieurs à sa découverte de la loi des semblables. Stapf, son vénérable ami, les réunit par ordre de date, en un seul volume qu'il fit paraître en août **1829**, sous le titre de *Kleine Schriften* (*) et qu'il dédia aux disciples de Hahnemann, rassemblés alors autour de leur illustre maître, pour fêter et célébrer la cinquantième année de son doctorat. On remarque dans cet ensemble de petits mémoires la même originalité et la même profondeur de vue qui caractérisent les ouvrages dont il fit plus tard les fondements de sa doctrine. On y suit pas à pas, avec intérêt, la marche pro-

(*) *Petits Écrits.* Ce livre, très peu connu en France, n'y a pas encore obtenu les honneurs de la traduction : Kleine Medicinische Schriften von Samuel Hahnemann gesammelt und herausgegeben von Dr Ernst Stapf. Dresden und Leipsig in der Arnold'schen Buchhandlung, 1829.

gressive de son esprit, des idées de Galien à celles dont il devait un jour doter le monde médical.

Voilà, messieurs, comment débuta, par les œuvres de Hahnemann, la médecine *spécifique* ou *homœopathique*. Certes, un tel ouvrage est loin des théories enfantées par l'imagination, et un pareil début est bien fait pour exciter l'intérêt et l'admiration de ceux qui savent la difficulté des expériences heureuses en médecine et l'inutilité des essais entrepris jusqu'à ce jour en médication spéciale, où tout ce que nous avons d'incontestablement efficace nous vient du hasard et du hasard seul. Aux huit ou dix spécifiques ainsi fournis à l'art, à de longs intervalles, l'auteur de la matière médicale pure en ajouta près de quatre-vingts en quelques années et trouva, ce qui est bien plus précieux encore, la méthode infaillible d'augmenter indéfiniment leur nombre et de répondre ainsi à toutes les exigences de la pathologie. Il fit davantage pour la médecine pratique que tous nos maîtres ensemble, depuis *Hippocrate* jusqu'à *Hufeland*, non qu'il surpassât ces grands hommes en génie et en activité, mais parce qu'il eut le bonheur de découvrir la loi thérapeutique.

Il fit pour l'*art de guérir les maladies* ce que

fit Hypocrate pour l'*art de les observer*. Ces deux grands hommes résument à eux seuls toute la science médicale, et se complètent l'un l'autre. Tous deux, en partant de l'observation pure des faits, arrivèrent à poser notre art sur les bases inébranlables d'un *diagnostic* exact et d'une *thérapeutique* vraiment rationnelle.

Rendons justice à des efforts suivis de si beaux résultats. Que ceux qui se refusent à les constater aient au moins la pudeur de leur épargner leur violente diatribe. Quand fatigués par le vague et l'insuffisance des doctrines reçues, on demande à toutes les sciences des principes sûrs et des armes efficaces, et quand une école apporte les uns et les autres, que penser de la répulsion dont elle est l'objet? C'est à vous, Messieurs, réunis en congrès, qu'il appartient de protester, par un examen impartial de l'homœopathie, contre l'oubli haineux dans lequel le monde médical laisse aujourd'hui cette importante découverte. Si l'esprit d'opposition à toute grande chose paraît rester encore l'apanage des corps académiques, donnons, pour caractère et raison d'existence à ces assemblées mobiles, le but de défendre la liberté de discussion dans le domaine de la science. L'objet dont je viens vous entretenir est assurément, Messieurs, le plus important qu'on puisse proposer à votre examen ; son appréciation équitable suffirait, sans doute, à elle seule pour illustrer cette session du Congrès gallican, puisqu'il s'agit de déterminer si l'on n'est pas arrivé à la possession d'un principe qui permet enfin de faire de la médecine une science positive, parce que, la doctrine qui est basée sur ce fait, n'est plus un simple objet de spéculation théorique, mais une méthode appliquée sur une vaste échelle, répandue dans tous les États de l'Europe et les contrées civilisées des Amériques, ayant ses écoles à elle, ses hôpitaux, ses dispensaires nombreux. En présence de tant de malades qui vont réclamer les secours de cette méthode, on ne peut rester plus longtemps dans l'incertitude à l'égard de sa valeur thérapeutique. Cette question doit devancer toutes les autres; il faut absolument lui faire une réponse motivée; l'humanité l'exige. Ou l'homœopathie est sans base et ses moyens inefficaces, et alors il faut le prouver et le proclamer bien haut pour que l'on ne perde point en traitement inutile, des moments précieux; ou l'homœopathie est dangereuse, ses remèdes des agents vénéneux qui minent lentement l'économie, reproche qu'on lui a fait alternativement et par fois simultanément avec le premier, on ne saurait trop tôt le démontrer; ou bien enfin la doctrine homœopathique tient réellement toutes ses promesses, et alors elle doit être adoptée à l'exclusion de toute autre ; car il est du devoir du médecin consciencieux d'étudier avec soin toutes les méthodes, tous les procédés médicaux, afin de pouvoir, avec connaissance de cause, repousser ce qui est nuisible et dangereux et admettre franchement ce qui est bon et utile. En reconnaissant, sinon l'absolue nécessité, tout au moins l'extrême convenance de cet examen, vous aurez fait cesser l'ostracisme qui pèse sur les études homœopatiques ; vous aurez ouvert le champ à des travaux qui confirmeront la vérité des lois émises par Hahnemann, et, dans tous les cas, vous aurez dissipé le doute si funeste qui enraye la marche du nouveau système sans pouvoir l'arrêter.

Vous seriez mal fondés, Messieurs, à vouloir juger la doctrine homœopathique par l'exposé succinct que je viens de faire des œuvres de son fondateur, d'autant qu'en exposant les résultats, je n'ai pu développer complétement la série des principes logiques qui y ont conduit. Un tel travail exigerait des proportions trop considérables pour le temps restreint que vous avez bien voulu consacrer à m'écouter. D'ailleurs, l'*homœopathie* n'est déjà plus synonyme de *doctrine Hahnemannienne*. L'illustre auteur en a jeté les fondements, mais n'a pu établir tous les développements secondaires ni préciser avec la dernière exactitude ceux qu'il avait établi. Si nous avons confirmé la loi des semblables, nous ne voyons pas dans l'Organon le dernier mot de la théorie, ni dans la matière médicale pure le dernier terme de l'expérimentation. Tout le système a été soumis de nouveau à une critique sévère qui a reconnu la solidité de ses bases, mais condamné l'importance attachée à maintes idées de détail, exagérés par la complaisance que tout auteur porte à son œuvre. L'admirable exactitude de sa pathogénésie a été constatée, mais en même temps, ce travail a été complété par des observations nouvelles et enrichi par des études analogues sur d'autres substances médicinales. Une dissertation digne d'un sujet aussi vaste ne pourrait trouver place ici par son étendue. Mieux vaut que vous choisissiez les points qui vous paraîtront les plus importants à considérer, en laissant de côté les idées accessoires. Je tâcherai de répondre nettement aux questions que vous voudrez bien m'adresser sur cet objet et de satisfaire le vif intérêt qu'il doit vous inspirer.

Un des plus profonds philosophes dont s'honore l'humanité, Bacon a dit, il y a plus de deux siècles, en parlant de notre art : *Labores in medicinam insumpti, potiùs in circulo quâm in progressu se exercent.* Ce cercle, nous ne cessons encore de le parcourir avec une malheureuse persévérance. Qu'enfin nos yeux s'ouvrent sur l'inutilité de nos efforts, dans lesquels se perdent tant de nobles travaux dignes d'une récompense meilleure. Cette voie de progrès indéfinis nous est ouverte maintenant. Entrons-y avec ardeur et ne nous laissons pas appliquer, par notre indifférence, cette épigraphe qu'un de nos confrères crut devoir placer en tête d'un mémoire sur l'homœopathie :

« Ils ont, trois mille ans, cherché la lumière à travers des erreurs sans nombre, et ils gémiraient aujourd'hui de voir qu'elle est trouvée ! »

Oculisque errantibus alto
Quæsivit cœlo lucem, ingemuitque repertâ.

ERRATA.

Page 3, ligne 14, le point de vue; *lisez* : son point de vue.

Page 5, ligne 14, apprécier le mérite; *lisez* : apprécier tout le mérite.

Page 6, ligne 5, notre langage; *lisez* : notre langue.

Page 9, ligne 6, ne pouvait en être; *lisez* : ne pouvait être.

Lyon. Impr. de C. Rey jeune et Cie.

www.ingramcontent.com/pod-product-compliance
Ingram Content Group UK Ltd.
Pitfield, Milton Keynes, MK11 3LW, UK
UKHW021119230726
13926UKWH00002B/557